LÉSIONS TARDIVES

APRÈS UN TRAUMATISME DU RACHIS

DU MÊME AUTEUR :

Sur la réparation des parties molles et du squelette dix-huit ans après la perte de tout le corps du maxillaire inférieur. (*Soc. centr. de Méd. du Nord*, sept. 1872.)

Fracture de la colonne vertébrale; réduction des fragments déplacés; retour immédiat de la sensibilité et de la motilité; guérison. (*Bull. méd. du Nord*, 1873, p. 61, et *Gaz. des hôp.* 15-17 avril 1873.)

Réduction d'une hernie crurale plusieurs heures après deux lavements d'eau de Seltz (*Gaz. des hôp.*, 16 nov. 1878).

Sur la pustule maligne en Flandre (*Journal des Sc. méd. de Lille*, fév. 1879)..

Contribution à l'étude de la myosite (*Ibidem*, 1879, et Paris 1880).

Observation sur l'application de plaques métalliques sur un ulcère douloureux de la jambe (*Soc. des Sc. méd. de Lille*, 1879).

Observations sur la pourriture d'hôpital et la diphthérie pharyngienne, toutes deux mortelles et développées simultanément dans deux foyers en communication médiate (*Ibidem*).

Fractures incomplètes et incurvation des os de l'avant-bras (*Ibidem*).

Traitement des fractures des métacarpiens par l'attelle de zinc (*Ibid.* 1880).

Fracture du rocher, guérison; nouvel accident, seconde guérison (*Ibidem*).

Synovite tendineuse aiguë des fléchisseurs de la main; traitement sans débridement; guérison (*Soc. des Sc. méd. de Lille*, 1881).

Luxation probable du pouce en avant (*Ibidem*)

Luxation du pouce en arrière; réduction par rotation dans l'extension (*Ibid.*)

Dépression du crâne du nouveau-né (*Ibidem*).

Ankylose tardive après les fractures du coude (*Ibidem*).

Des pulvérisations phéniquées pour affaiblir la sensibilité et supprimer la douleur du traumatisme (*Ibidem* et *Thérap. contemp.*)

Fracture du grand os (*Lecture à la Soc. de Chirurgie de Paris*).

Manœuvres de réduction appliquées à un cas de traumatisme du rachis (*Ibidem*, 22 févr. 1882. *Union méd.* 1882).

Lésions tardives après un cas de traumatisme du rachis; luxation spontanée de la rotule en dehors; plaie ulcéreuse spéciale sous l'ischion. (*Lecture faite à la Société de Chirurgie de Paris*, 29 nov. 1882.)

Accidents après l'opération d'une hernie crurale étranglée chez une femme de 70 ans; — guérison (*Soc. des Sc. méd. de Lille*, 15 mars 1882).

Étude sur la réduction des luxations du pouce en arrière au moyen des manœuvres de douceur (*Journal des Sciences médicales de Lille* et *Union médicale*, 1882. *Thérapeutique contemp.*).

Etude sur la dépression du crâne pendant la seconde enfance (*Arch. gén. de méd.*, août 1882, et *J. des Sc. méd. de Lille*).

Médecine des chemins de fer. — Côté médico-légal de l'affaire du chauffeur E...... contre l'Etat belge (*Lille*, 1880).

Idem. — Simulation des douleurs d'origine traumatique; diagnostic par les courants induits et interrompus (*Journal des Sc. méd. de Lille* et *Gaz. des hôp.*, 10-13 sept. 1881).

Idem. — Troubles nerveux consécutifs à une fracture du crâne, etc., par accident de chemin de fer; émissions sanguines répétées; guérison. (*Lecture à la Société de Chirurgie de Paris*, 5 oct. 1881).

PUBLICATIONS DU JOURNAL DES SCIENCES MÉDICALES DE LILLE.

LÉSIONS TARDIVES

APRÈS

UN TRAUMATISME DU RACHIS;

LUXATION SPONTANÉE DE LA ROTULE EN DEHORS;
PLAIE ULCÉREUSE SOUS L'ISCHION;

PAR LE Dʳ Fʀ. GUERMONPREZ.

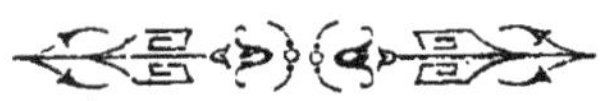

PARIS,

LIBRAIRIE J.-B. BAILLIERE ET FILS
19, RUE HAUTEFEUILLE, 19
(près du boulevard Saint-Germain).

1883.

Plaies par éclatement des doigts (*Journal des Sciences médicales de Lille*, *Bull. gén. de Thérap. méd. et chir.*, 1881, et *Gaz. des hôp.*, 10 nov. 1881).

Plaie par usure de la main et des doigts (*Journal des Sc. méd. de Lille* et *Thérap. contemp.*, 1881).

Plaie par arrachement du pouce (*Journal des Sc. méd. de Lille*).

Doigtier métallique pour le traitement des plaies des doigts (*Ibidem* et *Soc. de Chir. de Paris*, 31 déc. 1879).

Corps étrangers spéciaux aux ouvriers de la métallurgie (*Revue médicale de Toulouse*, nov. et déc. 1882, *Bull. gén. de Thérapeutique* et *Journal des Sc. méd. de Lille*, 1883).

Étude sur les plaies déterminées par les peignes de filature (*Journal de Médecine de Bordeaux*).

Plaie de l'avant-bras produite par une machine à percer ; fracture des deux os avec issue de l'un des fragments ; guérison (*Gaz. des hôp.*, 5 sept. 1882, et *J. des Sc. méd. de Lille*).

Étude sur les plaies des ouvriers en bois (*Comm. à la Société de Chirurgie de Paris*, 1883).

LÉSIONS TARDIVES

APRÈS UN TRAUMATISME DU RACHIS;

LUXATION SPONTANÉE DE-LA ROTULE EN DEHORS;
PLAIE ULCÉREUSE SOUS L'ISCHION (1).

Louis F......, maçon, âgé de 38 ans, montait dans l'intérieur d'une cheminée d'usine. Arrivé à environ cinquante ou soixante pieds au-dessus du sol, il lâche les échelons de fer et tombe.. Incapable de se relever, il est trouvé accroupi comme dans une chûte sur le siège.

C'était en mai 1865 : il y a par conséquent plus de dix-sept ans. Une lésion rachidienne fut immédiatement reconnue par plusieurs médecins, qui en précisèrent le siège vers la région lombaire. Aucune autre lésion ne fut alors constatée.

Pendant les trois premiers mois, la paraplégie fut accompagnée de rétention des urines et des fèces, (cathétérisme et lavements). Depuis cette époque la rétention d'urine a été remplacée par l'incontinence ; et la constipation, devenue très rare, a fait place à une paralysie du sphincter de l'anus, qui est surtout fâcheuse pendant les fréquentes diarrhées du blessé.

---

(1) Lecture faite à la *Société de Chirurgie de Paris*, dans la séance du 29 nov. 1882.

Quatre mois après l'accident, celui-ci peut s'asseoir sur le lit.

Six mois après sa chûte, il parvient, sinon à marcher, du moins à se traîner à l'aide d'une chaise qu'il pousse devant lui.

Pendant les premières années se sont formés des abcès assez nombreux vers le sacrum, et surtout au périnée. On en trouve actuellement les cicatrices, non adhérentes au squelette ni à l'urèthre.

Vers 1869 (environ quatre ans après l'accident), s'est développée une plaie ulcéreuse de la fesse gauche, plaie décrite plus loin.

En 1873, une importante déformation du genou gauche était devenue manifeste.

Cet homme a cependant conservé assez de forces pour faire jusqu'en 1879 le travail de jardinage, qui n'est pas incompatible avec la station à demi-agenouillée, le genou droit reposant sur le sol d'une part; et le pied gauche étant régulièrement étalé sur le sol d'autre part.

L'état actuel (novembre 1882) présente à considérer trois points dignes d'intérêt : d'abord les troubles de la paraplégie, ensuite la plaie ulcéreuse de la fesse gauche, et enfin une luxation de la rotule en dehors qui constitue toute la déformation du genou signalée plus haut.

La paraplégie est caractérisée par la perte complète des mouvements des orteils et de ceux du pied sur la jambe, par la diminution notable des mouvements de la jambe sur la cuisse. Les mouvements de la cuisse sur le bassin paraissent intacts.

Les troubles trophiques sont distribués d'une façon analogue. Les pieds sont froids, la peau bleuâtre, violacée semble doublée d'une couche épaisse de graisse molle, flasque et donne au toucher une sensation, qu'on ne peut pas mieux comparer qu'à celle de la peau de grenouille. Les jambes, très amaigries, sont aussi froides que les pieds ; la peau en est bleuâtre, sèche, un peu ripeuse et beaucoup moins épaisse que celle du pied. Ces troubles de nutrition sont surtout manifestes du côté antérieur de chaque jambe. Les cuisses ne sont atrophiées que du côté antérieur. La région postérieure présente, de même que les régions fessières, une musculature proportionnée à celle des parties supérieures du corps. La peau en est un peu froide et décolorée, mais d'aspect normal.

L'exploration de la sensibilité donne des résultats à peu près concordants selon que l'on interroge la sensation de froid et de chaud, celle du contact, de la pression, du pincement ou de la piqûre. Mais l'état intellectuel du malade d'une part, la sensation de fatigue survenant rapidement d'autre part, ne permettant pas de prolonger les précédentes explorations, il a été beaucoup plus avantageux de préciser le siège et l'étendue de l'anesthésie à l'aide de l'appareil à courants induits et interrompus, selon la méthode décrite ailleurs (1).

On trouve ainsi une perte complète de la sensibilité de tout le pied et de toute la jambe, sauf en arrière du tibia jusque vers le milieu du mollet. Toute la partie médiane de la face postérieure de la cuisse est aussi anesthésiée, mais dans une largeur qui ne dépasse guère quelques travers de doigt.

Dans le reste de la cuisse, à la face antérieure du genou et dans la partie qui longe le tibia, l'exploration fait découvrir des zones, dont les unes sont hyperesthésiées, les autres d'une sensibilité très obtuse, sans qu'il soit possible d'en trouver une distribution régulière ni même constante pendant plusieurs jours successifs.

Cette détermination permettrait de préciser le siège de la lésion rachidienne, si l'on pouvait différencier avec certitude la lésion médullaire de celle des nerfs à leur passage par les trous de conjugaison.

L'absence de toute gibbosité et de toute dépression, de toute déviation des apophyses épineuses rend la première hypothèse plus vraisemblable et permet de croire que c'est au niveau de la dixième dorsale que se trouve le siège de la lésion nerveuse.

Cette supposition devient encore plus probable, lorsque l'éponge imbibée d'eau froide, passée de bas en haut sur le dos, ne provoque la sensation pénible de brûlure qu'au niveau précisément de la dixième dorsale.

Il semble toutefois encore difficile de l'affirmer et il est sage d'admettre que cette lésion médullaire siège plus bas, peut-être même au niveau de la première lombaire seulement. On sait en effet que les lésions médullaires à ce niveau déterminent encore la paralysie du

---

(1) Simulation des douleurs d'origine traumatique ; diagnostic par les courants induits et interrompus. Paris 1881.

rectum et de la vessie, en même temps que celle de tout le département du plexus sacré.

Le diagnostic étant précisé avec ces réserves, il est à remarquer que toutes les altérations de la sensibilité et de la nutrition sont un peu plus accentuées du côté gauche. C'est ce qui se retrouvera encore dans l'exploration de la myotilité.

La marche de ce malheureux est d'un type absolument spécial. Impossible sans le secours de deux cannes, elle est remarquablement laborieuse. Les deux pieds sont toujours tournés de façon que leurs axes se trouvent perpendiculaires. La jambe droite est étendue, la gauche est fortement fléchie, le sommet de l'angle étant dirigé en dedans et passant alternativement en avant et en arrière de la jambe gauche dans les mouvements de la marche.

Dans la station assise, le blessé arrive, bien que difficilement à lever le genou et à croiser les jambes, en passant l'un des genoux par dessus l'autre.

L'articulation tibio-fémorale gauche seule est notablement déformée ; elle est beaucoup plus large que sa congénère, et cette déformation est rendue plus apparente encore par l'amaigrissement de la cuisse et de la jambe. A première vue, il semblerait que l'extrémité inférieure du fémur soit élargie ; mais si l'on explore par le toucher, on trouve aisément la tubérosité antérieure du tibia, qui constitue un excellent point de repère. Au-dessus de celle-ci, au lieu de trouver la rotule, on distingue une cavité au fond de laquelle se reconnaît nettement la poulie, qui sépare en avant les deux condyles du fémur, la limite inférieure de cette cavité étant formée par le bord du plateau tibial. Quant à la rotule, on la retrouve sans peine, légèrement mobile et reposant en dehors du condyle externe du fémur.

Par l'extension de la jambe sur la cuisse, on peut aisément ramener la rotule en sa place normale. Le condyle interne est alors recouvert d'une masse assez volumineuse, et dont la consistance molle rappelle un peu celle de la peau des sujets obèses. Mais, si la rotule est ainsi aisément ramenée à son siège normal, elle ne saurait y demeurer. Au repos dans l'extension elle se trouve sur le bord externe de la poulie fémorale ; elle est très mobile.

Dès que le membre reprend sa situation ordinaire en angle obtus ouvert en dehors, tout aussitôt, la rotule se déplace et sa luxation en dehors est d'autant plus marquée que la rotation du pied en dehors est elle-même plus complète.

Cette luxation de la rotule ne date certainement pas du traumatisme. Elle n'aurait pu demeurer inaperçue de M. le professeur J. Parise et des autres chirurgiens éclairés, qui lui donnèrent alors leurs soins.

Elle s'est produite lentement et paraît rester à un état stationnaire depuis environ deux ans.

Il semble n'en résulter d'autre inconvénient qu'une sensation de froissement lorsque la marche a été plus longue que de coutume, ou encore lorsque l'exploration décrite plus haut a été notablement prolongée.

La plaie de la fesse gauche a son point de départ à trois centimètres de l'orifice anal, et suit la direction du pli fessier dans une étendue de quatre à cinq centimètres. Etroite dans toute cette étendue, elle semble formée de deux lèvres, dont l'inférieure se continue à peu près directement avec le fond de la plaie, tandis que la supérieure, distante de la première d'un centimètre à peine, est légèrement recoquevillée en dedans.

Tout le pourtour de la plaie est calleux ; mais il existe à l'extrémité externe du bord supérieur un véritable durillon d'un centimètre carré environ, d'un tissu translucide, opalescent, avec un pourtour assez net, rappelant en un mot l'apparence des vulgaires cors aux pieds.

Le doigt introduit dans la plaie pénètre un peu en arrière et en dehors de la tubérosité, mais, surtout en avant et en dedans de cet os, jusqu'à une distance de cinq et même six centimètres, de sorte que l'on peut explorer presque tout le pourtour de cette pièce squelettique sans cependant la trouver nulle part à découvert. Toute la surface interne de cette plaie est couverte de parties bourgeonnantes d'autant plus dures qu'elles sont plus voisines de l'orifice. Les parties, laissées à découvert par l'écartement des lèvres de la plaie, sont même d'une consistance presque cornée et d'une couleur, non pas rosé, mais absolument blanche, comme celle d'un épiderme macéré.

Cette plaie laisse habituellement suinter une petite quantité d'un liquide séro-purulent, qui constitue parfois un écoulement plus abondant, très rarement teinté d'un peu de sang. Jamais il n'y a ni rétention, ni débâcle de ce liquide. L'odeur en est toujours très fétide. Elle imprégne le doigt après l'exploration et, différant de celle des abcès du voisinage de l'anus, différant aussi de celle des vieux abcès ossifluents, elle rappelle singulièrement l'odeur de certains cancers.

La sensibilité au froid et à la chaleur, au pincement ou à la piqûre, quelque profonde que soit celle-ci, est totalement nulle dans un rayon de trois à quatre travers de doigt autour de cette plaie. Toutes les sensations sont cependant bien nettes autour et en arrière du grand trochanter, jusqu'à une distance de huit centimètres en arrière de celui-ci.

La sensibilité à l'électricité n'est pas moins perdue, même lorsqu'il s'agit de la somme des courants de l'appareil à courants induits et interrompus de M. Chardin. Mais il est curieux de signaler qu'une application de quelques minutes de ce courant énergique détermine dans tout le pourtour de la plaie, non-seulement une rougeur vio'acée, mais surtout une transpiration localisée qui devient bientôt d'une réelle abondance.

Notons enfin que les seules douleurs, que signale le patient, partent toujours de la plaie dont il s'agit, pour s'irradier vers le tronc, surtout dans la partie dorsale. Ces douleurs, qui sont presque toujours des lancements, parfois des tiraillements, surviennent sans cause appréciable , et sont plus fréquentes dans la station assise et surtout lorsque le sujet est resté longtemps assis.

Il est difficile de ne pas faire de rapprochement entre cet ensemble de symptômes et ce que l'on sait du mal perforant plantaire. Plaie ulcéreuse, bords calleux, zone d'insensibilité, douleurs lancinantes, aggravation par une pression plus continue, trouble trophique d'origine nerveuse.

Il serait toutefois prématuré d'y insister. D'autres observations sont nécessaires pour élucider la portée de celle-ci.

Quant à la luxation spontanéé de la rotule, s'il en existe
d'autres cas analogues, ils n'ont pas été suffisamment publiés
pour être bien connus.

Il ne paraît pas d'ailleurs qu'une survie de dix-sept ans ait
été souvent observée après un traumatisme du rachis avec
persistance de la paraplégie et de l'incontinence des urines et
des matières fécales.

Rapport présenté à la Société de Chirurgie

(séance du 11 avril)

par M. CHAUVEL[1].

Messieurs, au nom d'une commission composée de MM. Marchand, Nepveu et Chauvel, rapporteur, je viens vous rendre compte de l'observation, dont je vous ai lu le titre à l'instant ; au manuscrit de ce fait est annexé un travail sur le diagnostic, par les courants induits et interrompus, de la simulation des douleurs d'origine traumatique ; mais ce travail, publié dans la *Gazette des hôpitaux* en 1881, ne saurait faire l'objet d'un rapport à la Société.

Un homme de 38 ans, maçon, tombe, en mai 1865, d'une hauteur de cinquante à soixante pieds, on constate une lésion du rachis vers la région lombaire. Pendant les trois premiers mois, la paralysie s'accompagne de rétention de l'urine et des fécès, plus tard d'incontinence. De nombreux abcès se forment au sacrum et au périnée, mais la paralysie diminue, le blessé peut se traîner. Malgré la formation en 1867 d'une plaie ulcéreuse à la fesse, malgré la luxation de la rotule gauche survenue en 1873, cet homme fait du jardinage jusqu'en 1879. Le docteur Guermonprez le voit en 1882, et signale comme digne d'intérêt dans son état actuel : les troubles de la paraplégie, la plaie ulcéreuse de la fesse gauche, enfin la luxation aujourd'hui complète de la rotule gauche en dehors

Le premier point ne nous arrêtera pas : notre confrère s'est attaché à décrire minutieusement l'état des membres infé-

---

[1] Extrait des Bulletins et Mémoires de la *Société de Chirurgie*

rieurs, les troubles trophiques dont ils sont atteints, la limitation de la zone anesthésiée et de la paralysie musculaire. Il en conclut que la lésion primitive a probablement atteint l'axe médullaire et qu'elle devait siéger, soit au niveau de la douzième vertèbre dorsale, soit plus bas encore, dans le voisinage de la première lombaire. Il se garde, du reste, et avec raison, de vouloir préciser plus exactement l'emplacement et la nature des altérations nerveuses, l'ancienneté des accidents et la variabilité des troubles fonctionnels ne permettant pas un diagnostic absolument exact; nous croyons sage d'imiter sa réserve.

La luxation en dehors de la rotule gauche, facile à constater dans la flextion du membre, disparaît lorsque la jambe est dans l'extension sur la cuisse. Résultat possible de la situation angulaire que prend le membre inférieur de ce côté, dans les efforts de progression auxquels se livre le paralytique, ce déplacement s'est produit lentement, progressivement, et n'a frappé l'attention que huit années environ après l'accident. C'est là évidemment, une lésion peu commune, mais nous n'oserions pas affirmer, ainsi que notre confrère de Lille, qu'elle n'a jamais été rencontrée. Obligé dans la marche, aussi bien que dans son travail de jardinage, de ramener le genou gauche en arrière et en dedans du membre inférieur droit, forcé de prendre point d'appui sur la terre par le côté interne du genou gauche, on comprend que cette position gardée pendant des heures doit progressivement amener une luxation incomplète du tibia sur les condyles du fémur et la formation d'un angle saillant en dedans, d'un angle obtus ouvert en dehors. Dans ces conditions les contractions du triceps crural tendent naturellement à entraîner la rotule vers le côté externe, et ainsi, lentement, s'est produite la luxation de cet os.

Le dernier point qui a frappé l'attention du docteur Guermonprez, c'est l'existence dans le pli fessier gauche d'une plaie étroite, à bords calleux, à lèvres recoquevillées en dedans, présentant à son extrémité externe et supérieure, un durillon. Le fond de cet ulcère présente le même aspect corné, blanchâtre ; mais la tubérosité sciatique que le doigt peut en quelque sorte contourner dans tous les sens, n'est en aucun point dénudée. De cette plaie suinte un liquide séropurulent, rare, fétide, et à son pourtour, dans un rayon de trois à quatre centimètres, existe une anesthésie complète des tissus. Notre confrère rapproche cette plaie des ulcérations du mal perforant plantaire. Les symptômes sont en effet assez voisins. Dans l'un comme dans l'autre cas on peut croire à des troubles trophiques; mais il eût été bon, peut être, de voir si le siège de cette plaie calleuse n'était pas en rapport direct avec le point de pression, dans la situation ordinaire prise par le paralytique.

En résumé, l'observation qui nous est communiquée par le docteur Guermonprez ne me paraît pas s'éloigner beaucoup des conditions que l'on rencontre d'habitude chez les vieux paraplégiques, chez les culs-de-jatte anciens. Je vous en ai signalé les points les plus intéressants.........................

Discussion.

M. Després. — Peut-on admettre une relation de cause à effet entre un traumatisme de la colonne vertébrale et une luxation spontanée de la rotule en dehors ?

Tout d'abord il faut reconnaître que les luxations de la rotule en dehors sont rares. Je n'en ai pour ma part observé que deux cas.

Chez un de mes malades il y avait eu traumatisme direct et on pouvait admettre une rupture des ligaments internes, la luxation ne se produisait que pendant l'extension et se réduisait dans la flexion.

L'autre malade était une dame de la ville qui fut vue par

M. Verneuil, puis par M. Richet, si j'ai bonne mémoire ; mais ce dont je me souviens bien, c'est que, sans qu'on ait jamais pu trouver une cause quelconque, cette dame avait une luxation qui se produisait de temps à autre, brusquement dans un mouvement de la jambe, elle réduisait elle-même cette luxation, et pouvait rester un temps variable, une ou plusieurs semaines, sans que la luxation se reproduisit.

Ces accidents n'ont cessé définitivement que grâce à l'application d'une genouillère.

M. Sée. — Je ne serai pas aussi affirmatif que M. Chauvel, ni que M. Després, en ce qui concerne l'absence de relation entre la luxation rotulienne et la lésion vertébrale.

Il est actuellement reconnu, qu'à la suite de lésions de la moelle, même sans gravité apparente au moment du traumatisme, on voit survenir des altérations de nutrition plus ou moins graves donnant lieu à des troubles parfois très insolites.

Dans un volume de publication récente sur les accidents de chemins de fer, on trouve rassemblés des faits nombreux, qui montrent nettement quels troubles inattendus peuvent résulter de traumatismes de ce genre. Pourquoi donc ne pas admettre une relation de ce genre dans le fait observé par M. Guermonprez ?

M. Després. — Je ne saurais partager l'opinion de M. Sée. Dans les asiles de vieillards, d'incurables, où des salles entières sont occupées par des paralytiques, on n'a pas signalé, que je sache, des lésions secondaires limitées au vaste externe de la cuisse.

Dans les fractures de la colonne vertébrale, la paraplégie est toujours complète, c'est-à-dire symétrique. Lorsque les malades arrivent à guérison, il n'y a pas de muscles isolés qui restent insuffisants : j'ai observé un fait de fracture vertébrale avec paraplégie, qui s'est produite deux fois dans des conditions telles que je n'hésite pas à saisir cette occasion pour publier le résumé de fait :

OBSERVATION. — *Fracture itérative de la colonne vertébrale.*

Une dame de la ville, âgée de quarante-six ans, fit une chûte sur le siège il y a quatre ans, à la suite de laquelle, progressivement elle eût un tassement d'une vertèbre dorsale, la quatrième. Une paraplégie incomplète survint. Le repos au lit et un corset furent maintenus pendant cent jours : la consolidation se fit. Un an après, la malade fit une nouvelle chûte sur les mains et la fracture se reproduisit avec une paraplégie, qui parut rapidement ; le corset fut réappliqué et la paraplégie se reproduisit et dura dix-huit mois. Les révulsions avec les pointes de feu sur le rachis furent employées pendant plus d'une année ; mais avec le temps la paraplégie guérit et aujourd'hui la malade marche sans cannes, ni béquilles, et elle conserve la gibbosité qui siège au point où ont eu lieu les deux fractures successives.

Eh bien ! pendant tous le cours de ces paraplégies et du retour progressif des mouvements, j'ai bien examiné les fonctions musculaires. J'ai constaté que les fonctions des muscles étaient symétriquement atteintes. Jamais un seul muscle d'un groupe ne présenta une paralysie isolée. Quand la motilité reparût, ce fut toujours dans les deux membres, de la même manière. S'il y avait une inégalité de force de contraction c'était dans des groupes de muscles opposés. Ainsi le mouvement a disparu d'abord dans les extenseurs ; les fléchisseurs sont ceux qui ont repris les premiers l'intégrité de leurs fonctions.

Cet exemple, joint à d'autres, sert à prouver que les fractures de la colonne vertébrale ne peuvent avoir aucune action sur un muscle isolé tel que le vaste interne, et, par conséquent, produire une uxation de la rotule en dehors.

M. Marchand. — Je puis citer un malade que j'ai vu dans le service de M. Anger, où il était en traitement pour une paralysie consécutive à un traumatisme de la colonne vertébrale. Chez ce malade il se produisit spontanément une luxation complète du genou en arrière ; plus tard l'articulation luxée devint le siège d'une suppuration et le malade succomba au décubitus.

M. Chauvel. — Je ferai remarquer que chez le malade de M. Guermonprez la luxation peut s'expliquer facilement. Par suite de son travail, ce malade se tient debout et dans une attitude des jambes, qui détermine physiquement un allongement du ligament interne.

M. Sée. — M. Després m'a mal compris: il paraît croire que j'ai voulu parler d'individus qui ont été paralysés ; j'ai fait allusion à des blessés dont la lésion avait été dès l'abord à peine appréciable; ils n'avaient subi qu'un ébranlement qui dans les premiers jours n'avait pas éveillé l'attention, puis peu à peu se sont manifestés des troubles de plus en plus accentués. Les accidents de chemins de fer, donnent surtout lieu aux désordres de ce genre, et la responsabilité des compagnies se trouve ainsi engagée au-delà des prévisions du premier moment.

M. Terrier. — Il me semble que la discussion a dévié; car on a abordé à propos d'un seul fait trois sujets distincts :

1° Le rapport qui peut exister entre une lésion de la colonne vertébrale et une certaine luxation. La négative a été soutenue par MM. Chauvel et Després, l'affirmative par M. Sée.

J'opinerais dans le sens de M. Sée, en me basant sur des faits que j'ai observés :

2° On a parlé de luxations survenus chez des malades immobilisés au lit par la paralysie, c'est là une question toute différente, et les accidents observés dans ces conditions ne sont pas pour nous étonner.

En troisième lieu, on a soulevé la question des accidents de chemins de fer, cette question mériterait une discussion spéciale, bien qu'elle ne soit pas neuve, car les lésions nerveuses tardives ont été signalées déjà de longue date par Erichsen, dont le Traité spécial qui a paru en 1866.

M. CHAUVEL. — On peut admettre que la paraplégie a été une cause prédisposante, mais je répète que la position habituelle du malade pendant son travail, explique suffisamment la production de la luxation.

Les conclusions du rapport sont mises aux voix et adoptées.

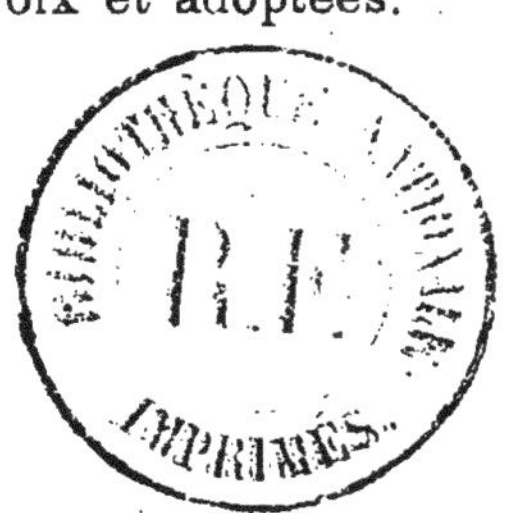

Lille Imp. L. Danel.

www.ingramcontent.com/pod-product-compliance
Ingram Content Group UK Ltd.
Pitfield, Milton Keynes, MK11 3LW, UK
UKHW022255070726
13613UKWH00005B/2315